Angélica María Rivero López-Chávez
Adriana Bárbara Cristo Pérez

El Hidróxido de Calcio y su amplia utilización en la Estomatología

Alexander Morales Borroto
Angélica María Rivero López-Chávez
Adriana Bárbara Cristo Pérez

El Hidróxido de Calcio y su amplia utilización en la Estomatología

Medicamento eficaz en tratamientos endodónticos

Editorial Académica Española

Publisher:
Editorial Académica Española
is a trademark of
International Book Market Service Ltd., member of OmniScriptum Publishing Group
17 Meldrum Street, Beau Bassin 71504, Mauritius

ISBN: 978-620-3-03396-0

Título

El Hidróxido de Calcio y su amplia utilización en la Estomatología.

Autores: Alexander Morales Borroto

Angélica María Rivero López-Chávez

Adriana Bárbara Cristo Pérez

Resumen.

Hoy en día, numerosos estudios han demostrado la estrecha relación entre la salud bucodental y la repercusión sobre el organismo. Es por eso que a lo largo de la historia la Estomatología como ciencia ha incursionado en el conocimiento de diversos materiales que permitan mejores resultados de sus tratamientos y por supuesto de una mejor salud bucodental . Uno de ellos, el Hidróxido de Calcio, polvo fino, blanco de excelentes propiedades que permiten su amplio uso , fundamentalmente en Operatoria Dental y Endodoncia, capaz de transformar en los tejidos el ph ácido a alcalino .En el desarrollo de este trabajo se propuso profundizar en las indicaciones de este medicamento en los servicios estomatológicos, utilizando como ayuda diferentes aportes de reconocidas personalidades que así lo han esclarecido a lo largo de la historia y el comprometimiento de una serie de artículos concebidos para la organización de la información que dieron un total de 45 referencias bibliográficas.

Palabras Claves: Hidróxido de Calcio, pulpa, antimicrobiano

ÍNDICE.

Introducción.

El estado de salud bucal constituye sin lugar a dudas una premisa fundamental para hablar de salud en un individuo. Hoy en día, la relación entre la salud bucodental y la repercusión sobre el organismo, no solo se discute, sino que numerosos estudios han demostrado ya su estrecha relación. [1]

La Estomatología en Cuba tiene sus raíces alrededor del año 1859, cuando algunos españoles trabajaban como cirujanos dentales. Antes del triunfo de la Revolución, la educación médica superior se limitaba a una escuela de medicina en la Universidad de La Habana, los servicios estatales eran mínimos y estaban en su mayoría en manos del sector privado. Después del triunfo de la Revolución los servicios estomatológicos han ido incrementándose y cada año se han trazado objetivos y directrices para cumplir el propósito de mejorar la salud bucal.

Durante mucho tiempo, se ha encaminado a resolver los problemas de la caries dental; con el desarrollo científico-técnico del país y la mayor actualización de nuestros profesionales, los estomatólogos se preparan para atender a los pacientes desde el punto de vista integral, incluyendo las lesiones traumáticas que pueden presentarse en el aparato estomatognático.[2]

En las últimas décadas, numerosos investigadores se han dedicado al estudio de los mecanismos potenciales implicados en el desarrollo de la caries y su prevención, sin embargo, a pesar de haber disminuido gradualmente el índice de caries en la población, son muchos los pacientes que necesitan tratarse la caries dental, tal es así que continuamente se están utilizando diferentes materiales en la búsqueda de aquel, que ante una agresión a la pulpa, ayude a una respuesta biológica de esta y uno de los medicamentos más utilizado con este objetivo es el el Hidróxido de Calcio.[3]

Es un polvo fino, blanco empleado especialmente en Operatorio Dental y Endodoncia, que el año 1920 lo introdujo *Posadillo* en España, como pasta, y desde entonces hasta ahora sus usos son múltiples; y que con anterioridad fue comprobado en 1917 por *Landete,* .[4]

Han sido varias las personalidades que a lo largo de la historia han demostrados las propiedades de este material, tales como en las investigaciones de *Zender*que demostraron la curación completa de las pulpas protegidas con hidróxido de calcio e introdujo la técnica en EE.UU y luego en la Argentina y Brasil. .[5]

También se ha demostrado el alto poder y efectividad de este, combinado con varias sustancias como antibióticos, corticoides,

2

yodoformo, timol, paramonoclorofenol alcanforado (PMCA) y otras sustancias; todo lo cual fue demostrado en estudios endodónticos por *Walkhoff* en 1929.Por otra parte según los estudios de *Hess, Castagnola, NyborgZander, Glass* y otros; el hidróxido de calcio es el que logra un proceso de curación más adecuado para la peculiar biología de la pulpa, y es el que mayor porcentaje de éxitos ha dado.[6,7]

Es importante mencionar que también varios autores han demostrado la alta toxicidad que posee, justamente de allí se desprende su utilidad. Al ser colocados en cercanía con la pulpa, hacen que esta se retraiga formando como consecuencia dentina reparativa o esclerosada. [8]. En estudios recientes se confirmó a nivel mundial el daño que puede ocasionar el uso excesivo o permanente de revestimientos; en algunos pacientes portadores de pulpitis irreversible con sintomatología dolorosa, necrosis pulpar con el agravante de imágenes apicales, y reabsorciones internas tanto dentro de la cámara pulpar (pulpolitos) como en el trayecto de los conductos.[9] Es por eso que *Spanberg*, en 1974 investigó la citotoxicidad de algunos barnices y revestimientos cavitarios a base de hidróxido de calcio y determinaron que todos eran tóxicos, haciendo de esto un aporte para tales situaciones.

Muchas han sido las investigaciones realizadas sobre las propiedades del Hidroxido de Calcio y su uso en los servicios estomatológicos , en aras de ofrecer una consolidación de la información publicada sobre el tema nos propusimos este trabajo .

Objetivo General.

-Profundizar en el uso del Hidróxido de Calcio en los servicios estomatológicos.

Desarrollo.

El hidróxido de calcio es un polvo blanco que se obtiene por la calcinación del carbonato cálcico, **$CO_3Ca = CaO + CO_2CaO + H_2O$ $= Ca(OH)_2$**. Es considerado como el medicamento de elección tanto en la protección pulpar directa como indirecta y pulpotomía vital. Como tiene tendencia a formar carbonato con el anhídrido carbónico (CO_2) del aire, se recomienda almacenarlo en un frasco color topacio bien cerrado. Es poco soluble en agua, su pH es alcalino aproximadamente de 12.4, lo que le permite ser un magnífico bactericida, hasta las esporas mueren al ponerse en contacto con el elemento. Comúnmente se prepara con suero fisiológico o agua tratada, aunque puede utilizarse cualquier presentación o marca comercial. Sus fuentes naturales se relacionan a continuación:

☐ Cemento

☐ Agua de cal

☐ Muchos disolventes y limpiadores industriales (cientos de miles de productos de la construcción, raspadores de pisos, limpiadores de ladrillos, productos endurecedores del cemento y muchos otros) y cal apagada.

Induce la remineralización de la dentina reblandecida, libera de gérmenes la cavidad, estimula la cicatrización, siendo tolerado perfectamente por el órgano pulpar.[7-8]. Por ello, y por otras ventajas este fármaco ha sido aceptado mundialmente como el precursor fundamental en la pulpotomía vital, recubrimiento pulpar directo e indirecto. Esto así lo corroboran los resultados que se obtienen al utilizarlo:

1. Estimula la calcificación, de una manera muy clara, activa los procesos reparativos por activación osteoblástica; al aumentar en pH en los tejidos dentales (Tronsland. 1981); cree que dicho cambio de pH es beneficioso porque además inhibe la actividad osteoclástica.

2. Antibacteriano. *Kodukula* en 1988, relata que las condiciones del elevado pH baja la concentración de iones de H+; y la actividad enzimática de la bacteria es inhibida. Puede esterilizar hasta un 88% de los conductos radiculares.

3. Disminuye el Edema.

4. Destruye el Exudado.

5. Genera una barrera mecánica de cicatrización apical.

6. Sella el sistema de conductos

7. Equilibrada Toxicidad al ser mesclado con solución fisiológica o anestésica.

8. Disminución de la Sensibilidad (por su efecto sobre la fibra nerviosa).

De allí se traducen entonces sus aplicaciones clínicas más importantes:

1. Recubrimientos indirectos: en caries profundas y en transparencias pulpares induce a la reparación por formación de dentina secundaria.

2. Recubrimiento directo: en pulpas permanentes jóvenes con exposición de 0.5 a 1.55 mm.

3. Pulpotomías: Induce a la formación de una barrera cálcica por amputación pulpar.

4. Lavado de conductos: el CaOH se puede preparar en una solución del 3 a 5 %; es un agente lavante y arrastra al material necrótico.

5. Control de Exudados: debido a que es poco soluble, produce sobre el exudado una gelificación que a la larga provoca una acción trombolítica por la absorción.[10]

Es importante destacar que el hidróxido de calcio es el medicamento por excelencia para el tratamiento de la pulpa dentaria a la que protege. Se lo emplea en la pulpotomía, tiene su acción en la resorción interna perforante, en la rizogénesis y otros tratamientos. El hidróxido de calcio actúa sobre los microorganismos que quedaron en la dentina después de la preparación cavitaria destruyéndolos y promoviendo que se elabore dentina secundaria como defensa. Posee un pH fuertemente alcalino, esto explica que es tan bactericida y que en su presencia mueran hasta las esporas. Es también muy útil en la protección pulpar directa o herida pulpar, cuando el profesional en su intento de eliminar la última capa de dentina realiza una exposición accidental de la pulpa, puesto en contacto con esta el hidróxido de calcio forma una capa de necrosis superficial que aísla la pulpa y la induce a formar una barrera cálcica protectora que a las cuatro o seis semanas se hace evidente en la radiografía. [11]

Tiene un franco de poder bactericida y su efecto caustico produce necrosis superficial, debajo de lo cual se organiza las defensas biológicas de la pulpa. La alcalinidad del material, en general, ayuda a los tejidos y especialmente a la pulpa a organizar su barrera cicatrizante, donde el hidróxido de calcio produce la alcalinidad óptima, se activa la fosfatasa alcalina de la pulpa, lo que estimula la calcificación de la neodentina con fosfato de calcio, y se produce un fuerte puente de tejido calcificado que protegerá la vitalidad pulpar sin reacción inflamatoria.[12]

La utilización de pastas de hidróxido de calcio en la obturación provisional de los conductos radiculares en dientes con lesiones periapicales proporciona una disminución o desaparición de las rarefacciones apicales con tratamiento edodóntico. La importancia del cambio de pasta de hidróxido de calcio ha sido comprobada en estudios de perros y monos, donde se comprobó histológicamente un mayor índice de sellado biológico apical en los dientes en que se le realizaban cambios de pastas. Estos cambios son necesarios, ya que dentro del conducto el hidróxido de calcio reacciona con el agua y se convierte en carbonato de calcio, lo que hace que pierda efectividad.[13]

Es por eso que se puede plantear lo siguiente:

-Los tratamientos efectuados con pasta de $Ca(OH)2$ con agua destilada y los realizados con pasta de $Ca(OH)2$, agua destilada y PMCA, son satisfactorios en cuanto a la disminución de las lesiones periapicales.

Son muchos los autores que utilizan el hidróxido de calcio para realizar los recubrimientos pulpares, al igual que la pulpotomía en dientes permanentes jóvenes con ápice abierto. Otros investigadores opinan que el hidróxido de calcio disminuye la permeabilidad dentinaria mediante la formación de precipitados intratubulares, aunque para otros esta acción sobre los túbulos dentinarios no ha sido bien investigada, justificando también la disminución de la sensibilidad pulpar tras la acción del hidróxido de calcio y su efecto sobre la fibra nerviosa , mientras que otros han utilizado el agregado del mineral trióxido en pulpas mecánicamente expuestas siendo un efectivo material para realizar recubrimiento pulpar, estimula la formación de dentina reparadora. [14]

La eficacia del hidróxido de calcio en la prevención del dolor en las exacerbaciones en pulpas necróticas ha sido por varios años un tema controversial, por lo que se considera que este como tratamiento en la prevención del dolor intercitas en pulpas necróticas no evita la sintomatología posoperatoria ya que existen otros factores que deben ser considerados y aunque son controlados dentro del tratamiento, pueden ser causa de la aparición del dolor intercitas[6].Considerando la incidencia del dolor posoperatorio entre sesiones, muchos investigadores se dirigen hacia la búsqueda de terapéuticas para reducir el dolor y las posibles complicaciones durante el tratamiento endodóntico, utilizando drogas (medicamentos intracanales esteroides y no esteroides, antisépticos, antialérgicos, antibióticos, entre otros) para interferir con el proceso inflamatorio y así prevenir el dolor. [15]

Al hablar sobre el hidróxido de calcio en el campo operatorio no se puede dejar de mencionar las propiedades antimicrobianas que posee, ya que el fundamento básico para la selección del medicamento antimicrobiano ideal, para combatir las infecciones presentes en el conducto radicular y los tejidos periapicales, consiste en conocer su mecanismo de acción. La neutralización de los focos de agresión microbiana había sido delegada a la fase de la preparación mecánica, se ha demostrado que la preparación aislada no garantiza la completa recuperación,por lo que se necesita aplicar un medicamento. En la historia de la fase medicamentosa de la endodoncia, se ha reportado el empleo de numerosos fármacos y se ha determinado que el fármaco ideal es el Hidróxido de Calcio, por ser inocuo, antimicrobiano y reparador. Permite la liberación de los iones hidroxilos, que son capaces de alterar la integridad de la membrana citoplasmática de las bacterias. Su capacidad de cambio del phdentinario es lenta y depende de los factores que alteran la disociación y difusión iónica con las características del vehículo empleado, por lo que se han utilizado vehículos hidrosolubles como solución anestésica, solución fisiológica, agua destilada, hipoclorito de sodio y clorhexidina, para formar la pasta, permitiéndole disociarse y difundir rápidamente a fin de potencializar el efecto antimicrobiano del polvo de Hidróxido de Calcio actuando sinérgicamente [10]. Hoy en día, con el nuevo diseño de instrumentos endodónticos, asociados al empleo de sustancias químicas dotadas de excelentes propiedades antimicrobianas, posibilitan el auge del uso de medicamentos; ahora, basado en los conocimientos actuales del Hidróxido de Calcio, se concluye que su uso como medicamento antimicrobiano es preferible, al de otras sustancias tóxicas y nocivas.[5]

Su propiedad antimicrobiana fue investigada en numerosas pesquisas, con diferentes metodologías. Los estudios histopatológicos han demostrado que acelera la reparación natural de las lesiones periapicales en función de la desaparición progresiva de las bacterias presentes en los conductos radiculares y consecuentemente favorece la obturación convencional de los mismos.[7]

La explicación del mecanismo de acción del Hidróxido de Calcio en el control de la actividad enzimática bacteriana, está dada por su elevado Ph, influenciado por la liberación de iones hidroxilos, que son capaces de alterar la integridad de la membrana citoplasmática a través de los daños en los componentes orgánicos y en el transporte de los nutrientes; así como también por medio de la destrucción de los fosfolípidos o ácidos grasos insaturados de la membrana citoplasmática, en el proceso de peroxidación lipídica, ocurriendo una reacción de saponificación. [13]

Por consiguiente, el mecanismo de acción del Hidróxido de Calcio a través de su Ph alcalino en el control de la actividad enzimática microbiana posibilita su inactivación reversible e irreversible,dependiendo justamente del tiempo en que esté en contactó con los microorganismos, por lo tanto para que sea eficaz es imprescindible que el Hidróxido de Calcio actúe por un tiempo prolongado.

Investigadores como *Estrela* en 1997, demostraron una activación enzimática irreversible por el contacto directo del Hidróxido de Calcio sobre los túbulos dentinarios infectados con **Micrococcusluteus,** **Staphylococcusaurcus,** **Pseudomonasaeruginosas,** **Fusobacteriumnucleatus,** *Echerichiacoli;* y observó una

14

inactivación enzimática reversible por su acción indirecta sobre ciertos microorganismos.[14]

Estos resultados sugieren que el contacto directo con el Hidróxido de Calcio produce diferentes efectos, que aquellos con contacto indirecto. Sin embargo el efecto prolongado y directo en condiciones extremas de ph, sugiere no sólo la destrucción de las bacterias, sino también la neutralización del efecto residual de los lipopolisacáridos de las bacterias gran negativas; mientras que la inactivación enzimática reversible, se obtiene por el contacto indirecto, en cortos períodos de tiempo, donde el ph retorna a su valor y la acción enzimática vuelve a su actividad normal. [15]

A pesar de ser un excelente medicamento con efecto antimicrobiano, sin embargo se ha sugerido el empleo de numerosas vehículos para asociarlo, a fin de mejorar sus propiedades. Los factores que influencian la velocidad de disociación y difusión fónica son la hidrosolubilidad del vehículo empleado, las características de ácidobase, la permeabilidad dentinaria y el grado de calcificación. [16] Mientras mayor es la velocidad de disociación y difusión de los iones hidroxilos de las pastas de Hidróxido de Calcio, mayor será el efecto antimicrobiano, lográndose esto con los vehículos hidrosolubles. Entre los vehículos hidrosolubles más utilizados tenemos:

1-Solución anestésica: fue utilizada como vehículo por *Stamos y col*, en 1985. Este vehículo es muy ventajoso, ya que entre ambos ingredientes no ocurre ninguna reacción química, por lo tanto no se altera la fórmula química del Hidróxido de Calcio y mantienen su alcalinidad, aunque algunos autores afirman, que esta pasta es poca efectiva sobre los microorganismos aeróbicos facultativos como los **Streptococcusfaecalis** y las **Pseudomonasaeruginosa**, ya que el Hidróxido de Calcio por sí sólo no tiene efecto sobre estos. 2-Solución fisiológica: fue introducida por *Anthony* y su equipo en 1982 donde realizaron un estudio comparativo y utilizaron a la solución fisiológica como vehículo. Es considerada como un líquido inerte y no lesivo para los tejidos periapicales, por lo tanto la mezcla que se origina al unirlo con el Hidróxido de Calcio es bastante efectiva. Provoca gran eliminación de los microorganismos encontrados en el interior de los túbulos dentinarios, ya que genera mayor velocidad de disociación y difusión fónica, debido a sus característica de hidrosolubilidad, quedando en contacto directo con los microorganismos, con gran efectividad contralos

Streptococcusmutans, *Streptococcusaureus* y *Bacteroides,* comparado con otras sustancias.

3-Agua destilada: Fue implementada como vehículo por *Holland* en 1978. Los resultados obtenidos con esta mezcla demostraron efectividad antimicrobiana generada por el contacto directo, por su característica de hidrosolubilidad, además que tiene una capacidad de alcanzar un Ph de 12,2 .Al igual que el anterior se puede considerar como un líquido inerte y no agresivo a los tejidos periapicales sin embargo ciertos estudiosdemostraron su poca efectividad por las bacterias aeróbicos estrictas.

4-Hipoclorito de sodio: Fue introducido como vehículo por *Harrinson y Hand* en 1981. Se presenta como un líquido transparente amarilloverdoso pálido con un fuerte olor a cloro, es totalmente miscible con el agua y se descompone con la luz, cuyo peso molecular es de 74,45 .La solución es fuertemente alcalina, por lo tanto al ser mezclado en una proporción de 1% con el polvo de Hidróxido de Calcio, tiene un alto efecto antimicrobiano sobre las bacterias, virus y ciertas formas esporuladas.

5-Clorhexidina: Es otro vehículo que ha sido utilizado en las pastas de Hidróxido de Calcio, fue introducido por *Rolla* en 1971. Es considerada una sustancia antimicrobiana de baja toxicidad, cuyo Ph está entre 5 y 6,5. En la actualidad tiene un elevado uso clínico. Su mayor empleo ha estado relacionado con la prevención de la placa dental y las dolencias periodontales. En endodoncia ha sido utilizada como sustancia irrigadora y como medicación intracanal.[17,18]

Ahora, si nos basamos en los conocimientos actuales del Hidróxido de Calcio, su uso como antimicrobiano es preferible al de otras sustancias, conociendo que reduce significativamente el crecimiento y desarrollo de los microorganismos tanto en el tejido dentario como en los tejidos subyacentes; además, asociado al nuevo diseño de los instrumentos endodónticos, se posibilita el auge de su uso. [19]

La base del éxito de los tratamientos pulpares en niños no es fácil, pues su historia clínica a menudo es confusa, especialmente en los más pequeños, pues ellos no saben discriminar sus sensaciones. Además, sus respuestas son vagas por las limitaciones de su lenguaje y la falta de orientación en el tiempo y el espacio, al cual añadimos la tendencia de algunos padres a exagerar el cuadro de síntomas que presenta el niño, sobre todo, en servicios públicos, ante la ansiedad de que el paciente sea atendido. Los niños y adolescentes que padecen determinadas alteraciones de la salud, tales como enfermedades sistémicas, trastornos del desarrollo o problemas mentales, presentan mayor riesgo de desarrollar enfermedades orales.[20,21] El papel de la prevención y manejo es fundamental, por lo que es necesario que conozca la condición del niño o adolescente y cómo puede esta influir en su salud bucal. A partir de los 12 meses de edad, el niño debe iniciar un seguimiento periódico, especializado o personalizado por parte del dentista pediátrico. No obstante, en la práctica no se suele realizar un adecuado control de la salud buco-dental en estos pacientes.[22]

La necesidad de preservar las piezas dentarias en los niños, se confirma por las desalentadoras estadísticas sobre la pérdida de éstas, sobre todo los dientes permanentes jóvenes, en una etapa temprana. La conservación de los dientes primarios y de los permanentes jóvenes cuyas pulpas han quedado expuestas o sujetas al peligro de caries o traumatismos sigue siendo un objetivo fundamental de la endodoncia pediátrica. [23]

Uno de los métodos más eficaces en esto casos es la pulpotomía al hidróxido de calcio; técnica básica en el tratamiento conservador de

19

la pulpa dentaria en dientes primarios y de los permanentes jóvenes. Consiste en la remoción parcial de la pulpa viva, generalmente la totalidad de la pulpa cameral, complementada con la aplicación de un material, el hidróxido de calcio, que, protegiendo y estimulando la pulpa radicular residual, favorezca su cicatrización y la formación de una barrera calcificada de neodentina, permitiendo así la conservación de la vitalidad del tejido pulpar remanente y la progresión del desarrollo radicular. [24,25]

Está indicado en dientes con ápice abierto que:

1)   han sufrido un traumatismo que involucra la pulpa coronaria (fractura coronaria con herida o exposición pulpar) o alcanza la dentina profunda prepulpar, como en las fracturas coronarias del ángulo de los incisivos que, aunque no producen herida pulpar visible, si alcanzan la dentina prepulpar, o

2)   han sufrido una exposición pulpar al eliminar la caries, cuando existe la seguridad de que la pulpa radicular remanente no está afectada (ausencia de signos clínicos y radiológicos). [26,27]

Principales atributos del ión calcio:

1. Acción higroscópica: disminuye el extravasamiento de líquido de los capilares, y por tanto, la cantidad de líquido intercelular, controla la formación de exudado, por eso en los procesos inflamatorios disminuye el dolor.

2. Elevan el umbral para la iniciación del impulso nervioso: se ha reportado que la aplicación del cloruro de calcio sobre la dentina recién cortada es capaz de eliminar el impulso y la actividad nerviosa.

3. Estimulan el sistema inmunitario y activan el sistema de complemento.

4. Acción mitogénica: se ha verificado que los dientes restaurados con CaOH presentan mayor número de divisiones celulares, lo que demuestra su capacidad en la división celular. [28,29]

Efectos del ión hidroxilo:

1. Acción antimicrobiana: un elevado pH influye notablemente en el crecimiento, metabolismo y división celular bacteriana. Existe un gradiente de PH a través de la membrana citoplasmática responsable de producir energía para el transporte de nutrientes y componentes orgánicos hacia el interior de la célula que se ve alterado ante un aumento notable del pH. Como el sitio de acción de los iones hidroxilo

es la membrana citoplasmática, el hidróxido de calcio tiene un amplio espectro de acción sobre una gama diversa de microorganismos.

2. Efecto mineralizador: activa enzimas como la fosfatosa alcalina, la adenosina trifosfatosa y la pirofosfatasa calcio dependiente que favorecen el mecanismo de reparación apical y el proceso de mineralización.

Es uno de los mejores fármacos empleados durante las curas oclusivas o temporales en forma de pasta. Para obturar herméticamente el conducto el único material indicado es la suspensión de CaOH, por su biocompatibilidad, estimulación de la actividad de los osteoblastos y desinfección. En experimentos comparativos se ha encontrado que es más eficaz que el monoclorofenol alcanforado y los resultados han demostrado signos precisos de curación de periodontitis apical en más del 90 % de los casos.

-. Acción antinflamatoria: debido a su acción higroscópica, a la formación de puentes de calcio- proteínas, la cual previene la salida de exudado desde los vasos sanguíneos hacia los ápices, y por la inhibición de la fosfolipasa con lo cual disminuye la lisis celular y consecuentemente la liberación de prostaglandinas.

-. Control de la hemorragia: mediante el taponamiento con el CaOH en la superficie hemorrágica, lo cual detiene con efectividad la hemorragia en unos minutos.

-. Capacidad de desnaturalizar e hidrolizar proteínas: destruyendo dentro del conducto el tejido blando remanente, haciéndolo más limpio.

-. Como solución irrigadora (agua de cal): indicada en biopulpectomías ya que no irrita el muñón pulpar y facilita su reparación. Es altamente hemostático y no provoca el efecto rebote en los vasos sanguíneos como sucede con la adrenalina y la noradrenalina

-. Control de abscesos y de conductos húmedos con drenaje persistente de exudado: debido a sus propiedades antibacterianas, a que favorece la reparación y la calcificación, pudiendo influir la contracción de capilares, formación de una barrera fibrosa o de un tapón apical, lo que ayuda a la curación de la inflamación periapical. El CaOH puesto en contacto con el tejido conjuntivo vital en la zona apical produce el mismo efecto que cuando se coloca sobre la pulpa coronal, se forma un tejido parecido al cemento, en vez de dentina, debido a que están involucradas células diferentes.

-. Disminuye la filtración apical: lo cual mejora el pronóstico del tratamiento. Un tapón apical de CaOH consigue un mejor sellado formando una matriz con la gutapercha y el cemento sellador. Se ha demostrado que conductos obturados con conos de CaOH o donde es usado el mismo como cura intraconducto presentaron menos filtración apical que los obturados en forma convencional. En un estudio sobre este tema se encontró que para que las pastas de CaOH puedan desempeñar bien sus propiedades es necesario que sean bien colocadas de forma que selle herméticamente.

-. Tratamiento de dientes con desarrollo radicular incompleto: la inducción a la formación del ápice radicular representa el empleo más importante del CaOH, para lo que se deben tener en cuenta las indicaciones precisas. 11 El CaOH junto a la preparación mecánica, creará el ambiente adecuado para que las células diferenciadas del periápice produzcan el cierre apical mediante la elaboración de un tejido que posteriormente se remineraliza. (osteocemento).

Los restos celulares epiteliales de Malassez han sido implicados en la apicoformación. Las células de la región periapical de un diente incompletamente formado pueden ser consideradas pluripotenciales y de ese modo, presentan diferenciación en células capaces de formar tejido dentario normal después de ser resuelta la reacción inflamatoria. El CaOH favorece el proceso de diferenciación cuando es usado en el interior del conducto. [28-32]

Tratamiento del traumatismo:

Los traumatismos de los dientes anteriores constituyen un problema común en las consultas odontopediátricas.

Fracturas radiculares: el tratamiento inicial con CaOH tiene un pronóstico muy bueno, se recomienda la obturación del conducto radicular con el mismo, luego de haber sido alineados los fragmentos fracturados. En un estudio de dientes con fractura radicular se observó la curación periodontal en todos los tratados inicialmente con CaOH.

Luxaciones y avulsiones: en las luxaciones se debe realizar el tratamiento endodóntico lo antes posible, rellenando el conducto con CaOH, el cual se cambia mensualmente durante un año en los dientes con ápices formados y se realiza una técnica de Frank en dientes con ápices abiertos; en las avulsiones después de eliminada la pulpa y luego de siete a 14 días de ocurrida, se debe rellenar el conducto con CaOH, se restablece cada tres meses durante un período entre 12 y 18 meses.

Las perforaciones radiculares tradicionalmente no han sido tratadas quirúrgicamente, se usa el poder de mineralización del CaOH, lo que puede conducir a la formación de una barrera de tejido duro. 20 El CaOH se recomienda para la reparación de estas alteraciones gracias a su capacidad osteogénica y elevado PH.

Un pH ácido influye considerablemente en la reabsorción de los tejidos duros; bajo estas condiciones las hidrolasas ácidas, cuya actividad óptima se produce a valores de pH entre 5 y 5, 5 están activadas y dan lugar a las reabsorciones del componente mineral de los tejidos duros. El CaOH puede detener el proceso de reabsorción radicular, ya que una vez dentro del conducto es capaz de absorber moléculas de agua, las cuales se expanden hasta 2, 5 veces su volumen inicial, lo que favorece su penetración no sólo en los conductos accesorios, sino también en los túbulos dentinarios, lo cual en situaciones en que la superficie radicular se encuentre denudada de cemento, permite la difusión de este material a través de los túbulos dentinarios, y puede neutralizar los productos ácidos de los osteoclastos como el ácido láctico. 2 Se recomienda el uso de CaOH en pacientes que presentaron reabsorción radicular resultante de enfermedades pulpares o periapicales donde la existencia de inflamación crónica tiende a causar reabsorción externa en el ápice o donde hay reabsorción interna apicalmente en el canal radicular, para remodelar y cerrar el ápice, de esta forma se crea un sellado apical, 25 además en la de reabsorción externa cervical asociada a técnicas de blanqueamiento endodóntico, y como fue mencionado anteriormente en reabsorciones radiculares externas provenientes de reimplantación o subsecuente de traumas.

En la reabsorción interna: en esta afección debido a la extensión del defecto no es posible remover todo el tejido granulado, el uso del CaOH por un período determinado produce el colapso del tejido de granulación restante. Una vez removido este tejido el defecto podrá ser tratado buscando la recalcificación con CaOH. En caso de ocurrir una perforación de la raíz, a nivel del hueso, se produce una barrera de tejido duro si usamos este medicamento por un tiempo prolongado (12 meses) y posteriormente se hace la obturación del conducto.

Para el tratamiento de lesiones endoperiodontales: luego de haber removido todas las bacterias y antígenos del canal infectado, el CaOH se usa para promover una rápida remisión de los defectos óseos, una pronta reinserción del ligamento periodontal, así como un cierre contra el medio bucal y el ingreso de microorganismos.

En los cementos selladores de los conductos radiculares: se considera que el sellado biológico es la respuesta de la obturación del sistema de conductos radiculares; este es uno de los objetivos de la terapia de conductos. El CaOH ha sido utilizado como sellador para el conducto radicular (cemento), combinado con algún material para rellenar el centro del conducto, como la gutapercha, ya que conserva la vitalidad del muñón pulpar y estimula la cicatrización y formación del tejido duro del agujero. [33-36]

En endodoncia preventiva:

1. El recubrimiento pulpar indirecto consiste en hacer actuar un medicamento sobre la pulpa todavía cubierta de dentina, de esta forma se conserva y estimula a la formación de dentina secundaria. 28 El CaOH produce protección mediante sus propiedades antibacterianas y su capacidad para reducir la permeabilidad dentinaria, ningún fármaco tiene el poder dentinogénico del CaOH y aunque quede dentina alterada siempre será mejor la protección indirecta que la directa. 14 También es usado en el tratamiento de la hipersensibilidad dentinaria; como base intermedia bajo restauraciones permanentes y como revestimiento o forro cavitario. [37,38]

2. En el recubrimiento pulpar directo, el hidróxido de calcio es el agente ideal para el tratamiento de las pulpas expuestas. Dycal, Life, Pulpdent entre otras, son pastas de CaOH eficaces para la conservación de la vitalidad pulpar, mientras permiten la reparación del tejido duro en el sitio de la lesión. [40]

En las pulpotomías coronales, útiles en la apicogénesis de dientes permanentes parcialmente desarrollados donde la exposición pulpar es amplia y no se ha podido controlar el factor microbiano, en pulpitis transitorias o pulpitis crónicas irreversibles, siempre que la formación radicular es incompleta se recomienda el uso del CaOH. La extirpación del tejido pulpar vital lesionado, generalmente el coronario, es necesaria para preservar el tejido radicular expuesto. 31 En estudios realizados este tratamiento tuvo éxito en el 100 % de los pacientes ya que estimula la formación de una barrera calcificada que permite continuar el desarrollo del diente. [38]

Otra de las técnicas encontradas es el curetaje pulpar que consiste en la estricta remoción de la pulpa enferma cuando un cuerno pulpar es expuesto accidentalmente durante las maniobras operatorias en la remoción del tejido cariado, permanece el resto de la pulpa intacta y recubierta con CaOH. Se debe extirpar la pulpa inmediatamente adyacente al sitio de exposición a 2mm de profundidad. De seis a ocho semanas aparece un tejido calcificado 4 que no es más que el puente dentinario, la mejor protección para el tejido pulpar expuesto.

La justificación de este curetaje es mantener la integridad de la pulpa coronaria lo cual evita la calcificación de la entrada de los canales radiculares que podría dificultar posteriormente la pulpectomía, de ser necesaria. Además no precisa la aplicación de otros fármacos como los antinflamatorios, que en contacto con el tejido pulpar podrían interferir en el proceso de reparación. Se verificó que es posible obtener éxito en el 72 % de los pacientes tratados con esta técnica. [41]

Modo de preparación

Cuando el hidróxido de calcio se usa como medicación temporal intraconducto, se emplean preparados que no fraguan, y que se solubilizan y reabsorben en los tejidos vitales.

El vehículo más usado para ser mezclado con el hidróxido de calcio es el agua destilada, aunque entre los más frecuentes también se encuentran la solución anestésica, clorhexidina, suero fisiológico, paramonoclorofenol alcanforado, yodoformo y propilenglicol.

Para rellenar el conducto con hidróxido de calcio, se puede utilizar una pasta industrializada (ejemplo, Calcipulpe®, Septodont®; Octocanal®, Clarben®); o preferiblemente preparar una pasta en el momento del uso, utilizando hidróxido de calcio puro, en polvo, disponible en casas comerciales o fabricado por un laboratorio farmacéutico.

En este caso el hidróxido de calcio en polvo debe mezclarse con un vehículo acuoso, de los anteriormente citados, hasta obtener la consistencia deseada. Para ello, debemos poner sobre una loseta de vidrio esterilizada una pequeña cantidad de hidróxido de calcio puro, y a su lado, algunas gotas de agua destilada.

Luego mezclar con una espátula lentamente los dos componentes, llevando paulatinamente el polvo al líquido, hasta obtener una mezcla homogénea y cremosa.

Cuando se requiere prolongar la acción del hidróxido de calcio durante más de una semana, como ocurre en los tratamientos de apicoformación, se recomienda un vehículo viscoso como el propilenglicol o la glicerina [42,43].

En casos de hemorragias pulpares provocadas por la extirpación pulpar o por una sobreinstrumentación del conducto durante la primera visita; se debe mezclar el hidróxido de calcio hasta conseguir una pasta consistente y colocarla en la cámara pulpar, atacándola dentro de los conductos con la ayuda de una lima embolada en algodón, fabricada por el profesional.

La pasta de hidróxido de calcio debe llenar por completo la totalidad del conducto, para ello es útil realizar una radiografía de comprobación. El hidróxido de calcio puro no es radiopaco, por lo que algunos autores recomiendan añadir a la mezcla de hidróxido de calcio una pequeña cantidad de yodoformo,que aumentará considerablemente su radiopacidad para detectarlo radiográficamente .También existen preparados comerciales de hidróxido de calcio con yodoformo (Metapex®, Metadental) u otros que incorporan sulfato de bario para darle radiopacidad (Metapaste®, Metadental).

En los dientes en los que ha fracasado el tratamiento endodóntico, las bacterias más prevalentes son las anaerobias facultativas, especialmente el Enterococcus faecalis; en estos casos se recomienda mezclar una proporción de hidróxido de calcio con paramonoclorofenol alcanforado, obteniendo buenos resultados [43,44]

Se realiza la introducción de la pasta acuosa de hidróxido de calcio en los conductos radiculares mediante un léntulo preferiblemente manual (Handy lentulo®, Maillefer) o con una lima, llevándolo hasta la constricción apical.

Algunos autores recomiendan que una vez se haya rellenado el conducto, se coloque una punta de gutapercha del mismo calibre que el último instrumento utilizado, para evitar los espacios vacíos y para facilitar el traspaso de una ligera cantidad de pasta más allá del foramen apical por su acción antiinflamatoria, alcalinizante y antiexudativa.[45]

Caliskan también apoya esta conducta en casos de lesiones crónicas con presencia de fístula [43].

Una vez llenado el conducto con hidróxido de calcio, debemos limpiar la cámara pulpar, colocar una bolita de algodón y sellar adecuadamente la cavidad de acceso con un cemento temporal resistente, como el IRM® de Dentsply Maillefer, ya que un mal sellado puede favorecer la filtración de saliva, la cual inhibirá la acción del hidróxido de calcio, y esto llevará probablemente al fracaso del procedimiento.

Modo de empleo: .Es difícil retirar la totalidad del hidróxido de calcio de los conductos en una segunda sesión, ya que éste tapona los túbulos dentinarios dificultando el sellado .Se sugiere irrigar abundantemente con hipoclorito de sodio al 2,5 por ciento. Después de esto colocar EDTA líquido (EDTA solution®, Pulpdent) (Figura 8) con una pipeta y dejar que actúe durante 5 minutos y realizar una última irrigación con hipoclorito de sodio, para remover la pasta de hidróxido de calcio remanente, y propiciar así las condiciones óptimas para la obturación definitiva del conducto.[45]

Conclusiones.

El Hidróxido de Calcio es un material dental con alto poder alcalino, reconocido mundialmente lo cual hace denotarlo como el medicamento por excelencia para el tratamiento de la pulpa dentaria a la que protege.

Se ha podido demostrar que este material es capaz de otorgar un acondicionamiento favorable en los tejidos dentarios para eliminar eficazmente la presencia de microorganismos; "antimicrobiano ideal".

Además, se considera que es una de las bases del éxito de los tratamientos pulpares en niños como técnica básica en el tratamiento conservador de la pulpa; ya que es capaz de proteger y estimular la pulpa radicular residual.

Recomendaciones.

Es recomendable continuar profundizando en las propiedades y aplicaciones del Hidróxido de Calcio para lograr un mayor uso de este material y extender esta información a todos aquellos profesionales que brinden atención en los servicios estomatológicos, de manera que contribuyamos a un mayor uso, garantizar la integridad de la pulpa, del diente en boca y por supuesto de una mejor salud bucodental y general.

Referencias Bibliográficas.

1- http://www.Folleto MNT.com.mx.htm.2012

2-Ruiz Miyares S, Becerra YM. Algunos aspectos de la Historia de la Estomatología en Cuba. Rev Cubana Estomatología 1989. Adaptación 2010; 26(3):148-55.

3-Gonda F. Replantation and Analysis of Teeth. Oral Surg Oral Med. Oral Pathol 2011; 70(5):650-5.

4-Tobón CG, Vélez HF. Endodoncia simplificada.España,2012.34-35.

5-Revista Cubana de Estomatología v.34 n.2 Ciudad de La Habana jul.-dic. 1997.Adaptació 2010.

6-Andreasen JD. Lesiones traumáticas de los dientes. Edición Revolucionaria. La Habana: Editorial Científico-Técnica, Febrero 2014:21-31.

7-Barrancos J.- Operatoria Dental. Editorial Científico Técnica, 2013, Ciudad de la Habana

8-Katz S, Mc Donald J, StookeyG.Odontología Preventiva en acción.

Editorial Científico Técnica, 2010, Ciudad de la Habana

9-Contran RS, Kumar V, Robbins SL. Patología estructural y funcional. 4 ed. Interamericana,2012:260.

10-Vigilancia y evaluación de la salud bucodental. Informe de un Comité de Expertos de la OMS. Serie de Informes Técnicos, No. 782,2011.

11-BroozerCH.y colaboración. Terapéutica Odontológica aceptada. American Dental Association. 39 edición. Edit. Med. Panamericana. Buenos Aires.2010.

12-Cohen & Burns. Endodoncia. Los Caminos de la Pulpa. 5ta. Edición. Editorial

Panamericana. México.2013.

13-. RevistaFac. Odontol. BauruEstudios del efecto biológico del Ph en actividades enzimática de bacterias. March 2012, 2936.

14-Pinkham JR, Casamassimo PS, Fields HW, McTigue DJ, Nowak AJ. Pediatric Dentistry.Infancy through adolescence.4th ed. Mosby, 2010.

15-McDonald R, Avery DR. Dentistry for the child and the adolescent.8th ed. St. Louis, Mo: MosbyInc,.

16-Boj, JR, Catalá M, García-Ballesta C, Mendoza A. Odontopediatría. Barcelona: Masson, 2013.

17-American Academy of Pediatric Dentistry.Reference Manual.Guideline on pulp therapy for primary and young permanent teeth.Pediatr. Dent. 2010; 26: 115-119

18-Ranly DM. Pulpotomy therapy for primary teeth: new modalities for old rationales. Pediatr Dent 2011; 16: 403-409.

19-Cortés O, Boj JR, Canalda C. Carreras M. Pulpal tissue reaction to formocresol vs. ferric sulfate in pulpotomized rat teeth. J ClinPediatr Dent 2011; 21: 247-253

20-Fuks A, Holan G, Davis JM, Eidelman E. Ferric sulfate versus dilute formocresol in pulpotomized primary molars: long-term follow up. Pediatr Dent; 19: 327-330.

21-Holan ,Eidelman E, Fuks AB. Long term evaluation of pulpotomy in primary molars using mineral trioxide aggregate or formocresol. Pediatr Dent 2012;

22-Al zayer MA, Straffon LH, Feigal RJ, Welch KB.Indirect pulp treatment of primary posterior teeth; a retrospective study.PediatrDent 2013; 25:29-36.

23-Slebioda Z, Szponar E, Kowalska A SEOP: Protocolo para los tratamientos pulpares en dentición temporal.(Junio de 2014) 62 (3): 205-15.

24-Ferraz EG, Campos Ede J, Sarmento VA, Silva LR (2012 NovDec). The oral manifestations of celiac disease: information for the pediatric dentist». PediatrDent (Revisión) 34 (7): 485-8. PMID 23265166.

25-Rashid M, Zarkadas M, Anca A, Limeback H (2011). Oral manifestations of celiac disease: a clinical guide for dentists.

26-Giuca MR, Cei G, Gigli F, Gandini P (2010 Jan-Feb).Oral signs in the diagnosis of celiac disease: review of the literature. Minerva Stomatol (Revisión) 59 (1-2): 33-43.

27-Fonseca MA (mayo-junio de 2010). «Dental and oral care for chronically ill children and adolescents». Gen Dent (Revisión) 58 (3): 204-9; quiz 210-1.

28- Santos KS. Hidróxido de calcio no tratamiento das reabsorcoes cervicais externas pósclareamiento em dente despolpado. Rev CROMG. 1996;2(1):41-7.

29-Sarmiento Morin J, Guerrero CA, Arciénagas N. Efecto del hidróxido de calcio a nivel intracelular. Rev Fed Odontol Colomb [en línea]. 1994 [citado 2 Mar 2003]. Disponible en: http://WWW. en colombia .com /scodk-efecto 2.htm

30-Bernabé PFE, Holland R. O emprego do hidróxido de calcio nos cirurgias paraendodonticas. Rev Asso Paul Cirurg Dent. 1998;52(6):460-5.

31-Leonardo MR, Silva LAB da, Tanomaru Filho M, Bonifacio KC, Ito IY. Avaliacao in vitro da actividade antimicrobiana de pastas utilizadas em endodoncia. Rev Assoc Paul Cirurj Dent. 1999;53(5):367-70.

32-Fidel RAS, Silva RGS, Barbin EL, Spanó JCE, Pécora JD. Avaliacao in Vitro do ph de alguns cimentos endodonticos que contem hidroxido de calcio [en línea] [citado 2 Mar 2003]. Disponible en: http: //www.for.usp.br/restauradora/php.htm

33-Cvek M. Treatment of non- vital permanent incisors with calcium hydroxide. 2. Effect on external root resorption in luxated teeth compared with effect of root filling with gutta-percha. A follow-up. Odontol Rev 1973; 24: 343-354.

34-Canalda Sahli C. Perspectivas actuales del tratamiento endodóntico en dientes con lesiones periapicales. Endod 1990; 8: 99-107.

35-Leonardo MR, Almeida WA, Ito IY, Becerra da Silva LA. Radiographic and microbiologic evaluation of post- treatment apical and perapical repair of root canals of dog´s teeth with experimentally induced chronic lesion. Oral Surg 1994; 78: 232-238.

36-Freeman K, Ludington JR, Svec TA, Pinero GJ, Hoover J. Continuosly infused calcium hydroxide: Its influence on hard tissue repair. J Endod 1995; 20: 272-275.

37-Harrison J, Baumgartner C, Zielke D. Analysis of interappointment pain associated with the combined use of endodontic irrigants and medicaments. J Endod 1981; 7: 272-276.

38-Negm M. Effect of intracanal use of nonsteroidal anti inflammatory agents on posttreatment endodontic pain. Oral Surg Oral Med Oral Pathol. 1994; 77: 507-513.

39-Katebzahed N, Sigurdsson A, Trope M. Radiographic evaluation of periapical healing after obturation of infected root canals: an in vivo study. Int Endod J 2000; 33: 60-66.

40-Trope M, Delano O, Orstavik D. Endodontic treatment of teeth with apical periodontitis: Single versus multivisit treatment. J Endod 1999; 25: 345-350.

41-Alacam T, Yoldas O, Gülen O. Dentinal penetration of two calcium hydroxide combinations. Oral Surg 1998; 86: 469-472.

42-Hunter AR, Kirk EEJ, Robinson DH, Kardos TB. A slow release calcium delivery system for the study of reparative dentine formation. Endod Dent Traumatol 1998; 14: 112-118.

43-Leonardo MR, Silva LAB, Leonardo RT, Utrilla LS, Assed S. Histological evaluation of therapy using a calcium hydroxide dressing for teeth with incompletely formed apices and periapical lesions. J Endod 1993; 19: 348-352.

44-Siqueira Jr JF, De Uzeda M. Influence of different vehicles on the antibacterial effects of calcium hydroxide. J Endod 1998; 24: 663-665.

45-Caliskan MK, Sen BH, Ozinel MA. Treatment of extraoral sinus tracts fromn traumatized teeth with apical periodontiits. Endod Dent Traumatology 1995; 11: 115-120.

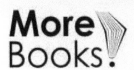
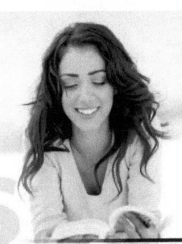
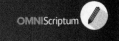